BEI GRIN MACHT SICH IHR WISSEN BEZAHLT

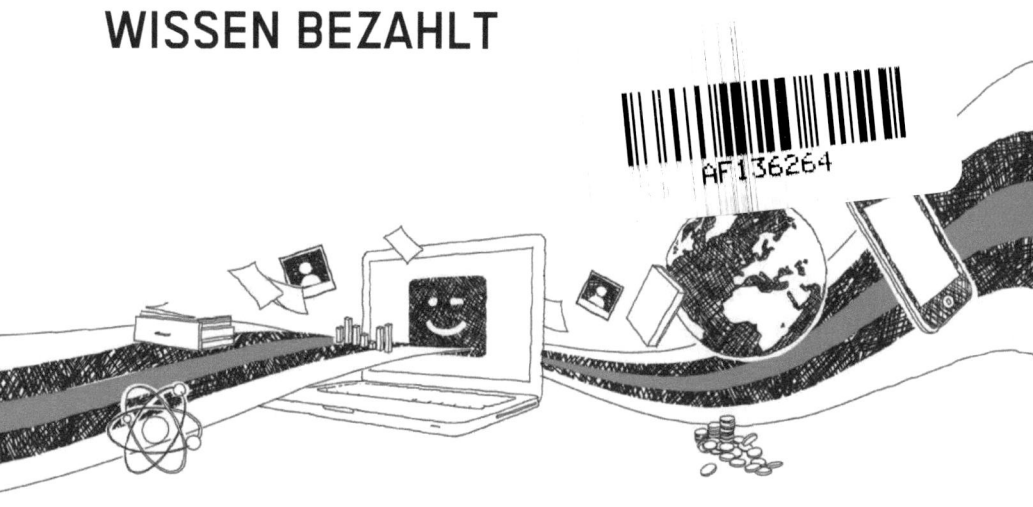

- Wir veröffentlichen Ihre Hausarbeit, Bachelor- und Masterarbeit

- Ihr eigenes eBook und Buch - weltweit in allen wichtigen Shops

- Verdienen Sie an jedem Verkauf

Jetzt bei www.GRIN.com hochladen und kostenlos publizieren

Retail Clinics. Leistungsaspekte, Kunden- und Finanzmanagement sowie Übertragbarkeit in das deutsche Gesundheitswesen

Bernard Cui

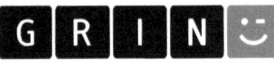

Bibliografische Information der Deutschen Nationalbibliothek:

Die Deutsche Nationalbibliothek verzeichnet diese Publikation in der Deutschen Nationalbibliografie; detaillierte bibliografische Daten sind im Internet über http://dnb.d-nb.de abrufbar.

ISBN: 9783346575159
Dieses Buch ist auch als E-Book erhältlich.

Druck und Bindung: Books on Demand GmbH, Norderstedt Germany
Gedruckt auf säurefreiem Papier aus verantwortungsvollen Quellen

Das vorliegende Werk wurde sorgfältig erarbeitet. Dennoch übernehmen Autoren und Verlag für die Richtigkeit von Angaben, Hinweisen, Links und Ratschlägen sowie eventuelle Druckfehler keine Haftung.

Das Buch bei GRIN: https://www.grin.com/document/1163433

Master of Arts Prävention und Gesundheitsmanagement

Modul: Gesundheitsmanagement 2

Hausarbeit
„Retail Clinics"

Von: Bernard Cui

Inhaltsverzeichnis

1 Konzeptionelle Bezugsrahmen

1.1 Ansatz zur Analyse von Organisationen des Gesundheitswesens

Es existieren unterschiedliche Ansätze zur Analyse von Organisationen des Gesundheits-wesens. Aus unternehmerischer Perspektive existiert neben der „Analyse der Sachfunk-tion" noch der sogenannten „Geschäftsmodellansatz". Der Geschäftsmodellansatz be-steht aus fünf Teilmodellen. In Tabelle 1 wird der Geschäftsmodellansatz anhand dieser fünf Teilmodelle kurz vorgestellt.

Tabelle 1: Teilmodelle des Geschäftsmodellansatzes (eigene Darstellung, Inhalt in Anlehnung an Dietrich & Moller, 2013)

Teilmodelle	Beschreibung
Leistungsmodell	Das Leistungsmodell steht für den Bedarf, beziehungs-weise die Problemstellung des Kunden und inwieweit der Bedarf und die Problemstellung des Kunden durch die Leistung eines Anbieters gedeckt und gelöst werden kann.
Marktmodell	Das Marktmodell umschreibt und beinhaltet die Ziel-gruppe der angebotenen Leistung, also welche Kunden-gruppe durch die angebotene Leistung angesprochen wird.
Produktionsmodell	Das Produktionsmodell umschreibt alle Maßnahmen, welche zur Leistungserbringung notwendig sind, wie etwa die notwendigen Aktivitäten, Kooperationen und Ressourcen.
Kostenmodell	Das Kostenmodell stellt das wirtschaftliche und finanzi-elle Abbild der Produktion dar. Es zeichnet also alle rele-vanten Kosten des Vorhabens ab.
Erlösmodell	Das Erlösmodell umschreibt die Finanzierungsquellen für die Leistungserbringung.

1.2 Analyse nach Sachfunktionen

Im Rahmen der Analyse der Sachfunktionen werden in dieser Aufgabe speziell die Teilbereiche Leistungsmanagement, Kundenmanagement und Finanzmanagement bezüglich deren Freiheitsgrade für niedergelassene Ärzte in Deutschland verglichen. In allen drei Fachbereichen wird ein gesetzlich struktureller Rahmen vorgegeben, wodurch sich in Deutschland niedergelassene Ärzte an bestimmte Vorschriften und Regeln halten müssen. Im Rahmen der Struktur der ambulanten ärztlichen Versorgung etwa besitzen Vertragsärzte in Zusammenschluss mit den 17 kassenärztlichen Vereinigungen eine Monopolstellung auf die ambulante Versorgung in Deutschland (Gerlinger & Burkhardt, 2014). Die kassenärztlichen Vereinigungen unterstehen der Aufsicht des für das jeweilige Bundesland zuständige Landesgesundheitsministerium (Antwerpes, 2016). In diesem Zusammenhang regelt etwa der §76 SGB V die für Patienten freie Wahl sich unter allen niedergelassenen Vertragsärzten für eine Behandlung entscheiden zu können. Die Zulassungsverordnung für Vertragsärzte sowie die Paragrafen 95 bis 98 SGB V geben den strukturellen Rahmen für die Zulassung von Vertragsärzten vor (Gerlinger & Burkhardt, 2014). An diesen Beispielen soll verdeutlicht werden, inwieweit Vorschriften und Regeln für in Deutschland niedergelassene Ärzte greifen. Inwieweit es gewisse Freiheiten im Rahmen aller Vorgaben gibt, soll hier anhand oben genannter Teilbereiche erläutert werden.

Der Teilbereich „Kundenmanagement" bietet im Vergleich zu den beiden anderen Teilbereichen die für in Deutschland niedergelassenen Ärzte die meisten Freiheitsgrade. Auch wenn der Ärztekodex primär das Wohlergehen der Patienten im Sinn hat, so muss eine Arztpraxis wie ein Wirtschaftsunternehmen geleitet werden, um sich auf dem Gesundheitsmarkt zu etablieren (Schwenk & Wolter, 2011). Im Rahmen dessen spielt das Kundenmanagement insoweit eine Rolle, als das rechtliche Rahmenbedingungen Patienten unter anderem vor berufswidriger Werbung schützen sollen. Hierunter zählen beispielsweise Behauptungen, wie etwa das Patienten in einer bestimmten Arztpraxis am besten medizinisch Versorgt werden, da diese Praxis doch angeblich unangefochten an der Spitze der Arztpraxen steht (Kock, 2013). Jedoch ist es den Ärzten freigestellt, sich umfangreiches Fachwissen im Bereich Marketing anzueignen, um etwa Strukturen zur Qualitätsverbesserung und Kundenbindung zu entwickeln. So können beispielsweise durch gezielte Marketingmaßnahmen bestimmte Zielgruppen aus dem Patientenpool definiert werden, welche hauptsächlich in der Praxis behandelt werden sollen und wodurch womöglich am meisten Umsatz generiert werden kann. Die Ausgestaltung der Marketingkonzeption und Marketingkompetenz stellt für niedergelassene Ärzte also einen enormen Freiheitsgrad dar, solange sich bei der Umsetzung an geltende rechtliche Rahmenbedingungen gehalten wird.

Im Bereich des Leistungsmanagements haben Ärzte zwar eine Wahl im Rahmen der Niederlassungsart, etwa ob sie sich in einer Gemeinschaftspraxis oder einer eigenen Praxis niederlassen. Dies wird jedoch durch strikte staatliche Voraussetzungen, etwa einer benötigten Approbation, reguliert. Ebenso gelten hier die oben bereits erwähnten Voraussetzungen für Vertragsärzte der kassenärztlichen Vereinigungen. Dies schränkt die in Deutschland tätigen Ärzte beispielsweise bei der Niederlassungswahl also zum Teil ein, da mehrere Formalkriterien eingehalten werden müssen. Im Finanzmanagement haben die Freiheitsgrade der Ärzte am wenigsten Spielraum, da die Vergütung und Honorarverteilung beispielsweise durch die Gebührenordnung für Ärzte strikt geregelt ist, wonach die finanziellen Mittel aus dem „Geldtopf" der gesetzlichen Versicherungen nach stringenten Berechnungen auf alle Ärzte verteilt werden (Peters und Feldmann, 2013). Zwar können Ärzte über individuelle Gesundheitsleistungen (kurz: IGeL), wie beispielsweise die Messung des Augeninnendrucks im Zusammenhang einer Glaukom-Früherkennung, zusätzliche Einnahmen generieren (Pick, 2021), jedoch basieren die Haupteinnahmen vieler Praxen auf oben genannte Vergütungs-, und Honorarverteilungsvorgaben.

Somit sollten sich Ärzte im Rahmen der Freiheitsgrade eher an den Teilbereich des „Kundenmanagements" orientieren, um eine finanziell erfolgreiche Praxis zu führen.

2 Grundlegende Aspekte von „retail clinics"

2.1 Definition „retail clinics"

Farlex und Partner definierten im Jahre 2009 den Begriff „retail clinics" auf der Homepage Medical Dictionary wie folgt: *„An outpatient clinic located in a grocery, drug store, retail store, or supermarket. It provides a focused range of protocol-driven health care services, such as the treatment of minor illnesses or injuries, and the administration of vaccinations."* (Farlex and Partners, 2009).

Demnach sind „retail clinics" kleine ambulante Einrichtungen mit einer Fläche von ca. 18-45 Quadratmetern Fläche (Scott, 2007), welche sich meist angegliedert in Supermärkten, Apotheken oder Kaufhäusern befinden und in welcher sich innerhalb weniger Minuten um leichte Beschwerden wie Husten, leichten Sonnenbrand oder Durchfall der Patienten gekümmert wird (Gerste, 2007). Meist wird ein verhältnismäßig günstiger Preis (ca. 40-70) für die Behandlung gezahlt, jedoch übernimmt die Behandlung in der Regel eine ausgebildete Krankenschwester („Nurse Practitioner" genannt) oder Arzthelfer/Innen, jedoch keine studierten Ärzte (Gerste, 2007). In einigen Bundesstaaten der USA fordert die Gesetzgebung zumindest eine Kooperation mit einem Arzt (Gerste, 2007). Die Kooperation, also die „ärztliche Überwachung" kann dabei auch telefonisch erfolgen (Scott, 2006). Das Personal in „retail clinics" nutzt eine spezielle Software, welche als eine Art Checkliste für die zu behandelnden Beschwerden dient (Scott, 2006). Der „retail" Aspekt bezeichnet also die Eingliederung solcher Institutionen in Geschäfte des täglichen Bedarfs wie etwa Kaufhäuser und Apotheken, an welchem die Kundschaft neben den Besorgungen des täglichen Bedarfs auch schnelle Abhilfe bei leichten gesundheitlichen Einschränkungen bekommt. Für die Behandlung in „retail clinics" bedarf es in der Regel auch keinen Termin und die Wartezeiten sind gering.

2.2 Entwicklung und Marktsituation

Die im Jahr 2000 gegründete Firma „MinuteClinic" leistete in den USA Pionierarbeit und etablierte sich in den 2000er Jahren zum Marktführer von „Retail Clinics" in den USA. Für das Jahr 2007 plante das Unternehmen mit 400 Standorten von „Retail Clinics" und erwartete eine langfristige Entwicklung von über 2500 Filialen dieser Art in den USA (Gerste, 2007). Im November 2019 wurde eine Übersicht zur Anzahl der Retail Clinics in den USA für das Jahr 2019 veröffentlicht, wonach es in den USA im Jahr 2019 insgesamt 1945 Retail Clinics gab, wobei das Unternehmen CVS Retail Pharmacy mit 1021 „retail clinics" Marktführer war (Drug Channels Institute, 2019, zitiert nach Statista 2020). Abbildung 1 veranschaulicht die Verteilung von „retail clinics" anhand Anbieter für das Jahr 2019.

Number of Retail Clinics, by Chain Location, 2019

Clinic Location	Clinic Operator(s)	Number of Retail Clinics, Jan. 2019	Share of Retail Clinics	Change in Number of Retail Clinics vs. Jan. 2018
CVS retail pharmacy	MinuteClinic	1,021	52%	-3
Walgreens	Walgreens Healthcare Clinic; Other[1]	402	21%	+26
Kroger[2]	The Little Clinic	225	12%	+8
Target[3]	MinuteClinic; Kaiser Permanente	94	5%	+11
Walmart[4]	Care Clinic; Clinic at Walmart	54	3%	-8
Rite Aid	RediClinic	31	2%	-13
HEB	RediClinic	36	2%	+1
All others		86	4%	-39
Total		1,949	100%	-17

Totals may not sum due to rounding.
1. Other includes 221 clinics operated by health systems within Walgreens retail locations
2. Includes all banners (Kroger; Fry's; Dillons; King Sooper, JayC)
3. Includes 77 locations operated by MinuteClinic and 17 locations operated by Kaiser Permanente.
4. Includes 19 Walmart Care Clinics and 43 independently owned and operated Clinic at Walmart locations
Source: Drug Channels Institute research; Drug Channels Institute analysis of *Merchant Medicine* data. Figures show clinic count as of January 2019.

This table appears as Exhibit 15 in *The 2019 Economic Report on U.S. Pharmacies and Pharmacy Benefit Managers*. Available at https://drugch.nl/pharmacy

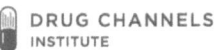
DRUG CHANNELS
INSTITUTE

Abbildung 1: Anzahl an „retail clinics" nach Unternehmenszugehörigkeit im Jahr 2019 (Quelle: Fein, 2019)

In einer Studie wurde bei „retail clinics" in den USA zwischen Januar 2007 und Dezember 2009 ein Besucherzuwachs von 0,6 Besuchern pro 1000 Versicherten auf 6,5 Besuchern pro 1000 Versicherten festgestellt, wobei das Durchschnittsalter zwischen 18 bis 44 Jahre lag und die Mehrheit weiblichen Geschlechts war (Preusker, 2012). Die neuere Marktsituation zeigt auf, dass Einzelhandelsunternehmen wie CVS mit ca. 70% den größten Markanteil an „retail clincis" innehaben (Rudavsky, Pollack & Mehrotra, 2009). Über 88% der „retail clinics" befanden sich im Jahr 2008 innerhalb von größeren Städten im Osten der USA (Rudavsky, Pollack & Mehrotra, 2009). Ebenso wurde im Jahr 2008 festgestellt, dass sich „Retail Clinics" eher in wohlhabenderen Stadtteilen angesiedelt haben, was den Zugang für die eigentliche Zielgruppe in gewissem Maße erschwert hat (Pollack & Armstrong, 2009). Unter Abbildung 2 sieht man die Anzahl an retail clinics pro US-Bundesstaat im Jahre 2016. Die Abbildung verbildlicht nochmal die Verteilung der „retail clinics" zugunsten dem Osten der USA.

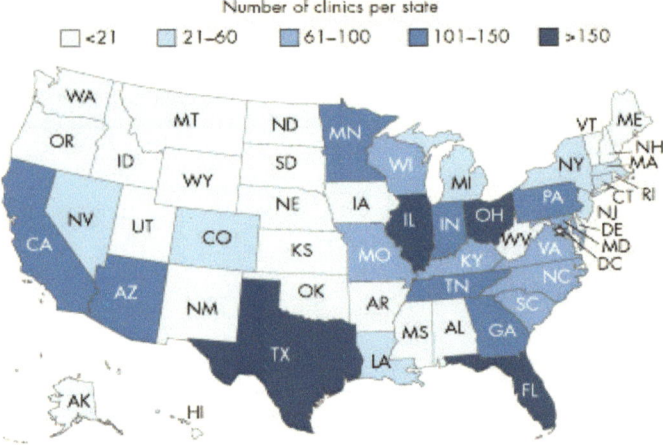

Number of clinics per state

☐ <21   ☐ 21–60   ■ 61–100   ■ 101–150   ■ >150

Abbildung 2: Anzahl von „retail clinics" pro Bundesstaat (Quelle: Martsolf et.al, 2016)

Die eingangs erwähnte Erwartung von über 2500 „retail clinics" im Rahmen einer lang-
fristigen Entwicklung ist demnach also durchaus realistisch.

3 Leistungsmanagement von „retail clinics"

3.1 Strukturqualität

In nachstehender Tabelle werden drei Aspekte der Strukturqualität einer „retail clinic"
anhand der notwendigen Ressourcen beschrieben und mit einer in Deutschland ansässi-
gen Arztpraxis verglichen. Im Speziellen geht es um die Ressourcen Personal, Infrastruk-
tur und Finanzen.

Tabelle 2: Drei Aspekte der Strukturqualität (eigene Darstellung)

Ressource	Retail Clinic	Arztpraxis Deutschland
Personal	In Retail Clinics werden die Behandlungen meist von sogenannten „Nurse Practitioners", durchge- führt, ohne das zwingend approbierte Ärzte vor Ort	Gesetzlich versicherte Patienten dürfen in Deutschland nur von Ärz- ten mit einer Zulassung zur ver- tragsärztlichen Versorgung ambu- lant medizinisch behandelt werden (Krombholz, 2021). Dies setzt unter

	anwesend sein müssen (Gerste, 2007). Nurse Practitioners können mit dem Berufsbild von Krankenschwerstern verglichen werden, welche jedoch eine vertiefte medizinische Ausbildung durchlaufen haben müssen, ehe sie als professionell ausgebildete Nurse Practitioners registriert werden (Thomas, 2021). In einigen US-Bundesstaaten ist zumindest die Kooperation zwischen „retail clinics" und einem approbierten Arzt vorausgesetzt, wobei dies auch lediglich telefonisch vonstattengehen kann.	anderem eine Approbation als Arzt sowie zusätzlich einen erfolgreichen Abschluss in einer allgemeinmedizinischen Weiterbildung voraus.
Finanzen	„Retail Clinics" unterliegen in den USA der freien Marktwirtschaft, wobei der Staat keine Finanzierungsregeln vorgibt. Somit generieren „retail clinics" ihre Finanziellen Ressourcen hauptsächlich durch die direkten Zahlungen einer jeden Behandlung, was sich bei dem teils günstigen Preisangebot jedoch erst bei	Die Finanzierung in deutschen Arztpraxen erfolgt nach dem sich historisch in Deutschland entwickelten Sozialversicherungssystem nach Bismarck. In dieses System, ergo in die Finanzierung des deutschen Gesundheitssystems, greift der deutsche Staat regulierend ein. Dies passiert beispielsweise durch gesetzlich vorgeschriebene Beiträge, welche durch Arbeitgeber und Arbeitnehmer gezahlt werden und in einem gemeinsamen „Geld-

	einem täglichen Kundenaufkommen von 17-23 Personen rentiert (Scott, 2007). Da die Räumlichkeiten von „retail clinics" an Gebäudekomplexe von Stakeholdern angebunden sind, kann beispielsweise der Verkauf von Medikamenten einer Drogeriekette ebenfalls eine zusätzliche finanzielle Ressource darstellen (Gerste, 2007).	topf" aller gesetzlichen Krankenversicherungen gelangen. Die so erwirtschafteten Beiträge werden letztlich über sogenannte Fallpauschalen, Kopfpauschalen und so weiter auf die in Deutschland niedergelassenen Arztpraxen verteilt, wodurch sich die deutschen Arztpraxen letztlich finanzieren. (Peters und Feldmann, 2013)
Infrastruktur	Wie unter Kapitel 2.2 beschrieben, haben sich die meisten „retail clinics" in wohlhabenderen Stadtbezirken größerer Städte im Osten der USA angesiedelt, wodurch man in ländlicheren Regionen und auch im der Westen der USA von einem Mangel an Retail Clinics sprechen kann. Beispielsweise kann sich die medizinische Grundversorgung von in „retail clinics" angebotenen (günstigen) Impfungen in eben diesen ländlicheren Regionen unter Umständen verschlechtern, wenn keine	Schon im Jahr 2015 wurde im deutschen Ärzteblatt von einem drohenden Ärztemangel in ländlichen und strukturschwachen Regionen in Deutschland berichtet (Korzilius, 2015). Auch hier kann sich, sollte nicht rechtzeitig gegengesteuert werden, die medizinische Grundversorgung mit beispielsweise den empfohlenen grundlegenden Impfungen rapide verschlechtern. In der Regel sind neue und bestehende Standorte von Arztpraxen in Deutschland separat erschlossen und somit unabhängig von möglichen Stakeholdern.

	oder nur recht wenige In- stitution und Einrichtun- gen vorhanden sind, wel- che Impfungen anbieten. Wie unter Kapitel 5 noch- mals erwähnt, befinden sich die Räumlichkeiten von „retail clinics" in der Regel in Kooperation mit Stakeholdern integriert in größeren Warenhäusern, Drogeriemärkten und so weiter (Gerste, 2007), be- sitzen also in der Regel keinen separaten Stand- ort.	

3.2 Umfang der Leistungserbringung

Wie unter Kapitel 2.1 kurz erwähnt, werden in den „retail clinics" vorwiegend leichtere Beschwerdebilder wie etwa Halsschmerzen, Allergien oder Insektenstiche behandelt (Gerste, 2007). Grundsätzlich wurden elf leichte Erkrankungszustände identifiziert, welche in einer retail clinic behandelt werden, wobei Erkrankungen wie beispielsweise Bronchitis, Bindehautentzündung, Grippe und Ohrinfektionen am häufigsten auftreten (Preusker, 2012). Allgemein zählen Erkrankungen der oberen Atemwege zu den häufigeren Behandlungsleistungen in „retail clinics" (Blue Cross Blue Shield Association, 2017). Auch Impfungen gegen beispielsweise Grippe, Hepatitis A und B, Polio, Tetanus und Diphtherie werden hier durchgeführt (Gerste, 2007). Ebenso wird sich in einer „retail clinic" um Sinusitis, Durchfälle und leichte Sonnenbrände gekümmert. Einige wenige Anbieter von „retail clinics" bieten auch die Behandlung von Mononukleose, Übelkeit und Erbrechen, sowie Blasenentzündungen an.

Weiterhin werden einige Testverfahren, etwa Schwangerschaftstests, Cholesterinmessungen oder HIV-Tests angeboten, sowie Diätberatungen durchgeführt (Rudavsky, Pollack

& Mehrotra, 2009). Letztlich werden leichte Wundbehandlung und Verbandswechsel angeboten.

Auch machen Behandlungen von Ohrinfektionen, bei Beschwerden des Urintraktes und des Verdauungstraktes und Behandlungen bei Kopfschmerzen einen gewissen Teil der Leistungen einer „retail clinic" aus (Blue Cross Blue Shield Association, 2017).

4 Kundenmanagement von „retail clinics"

4.1 Beschreibung der Zielgruppe

Das Konzept von „retail clinics" zielt auf preisbewusste Menschen ab, die zwar eine schnelle, jedoch solide Grundversorgung im Gesundheitswesen erwarten. Gerade durch den relativ günstigen Preis der Behandlungen sichern sich „retail clinics" den Zulauf der großen Gruppe an US-Amerikanern, welche sich keine hochpreisige Gesundheitsversicherung leisten kann (Gerste, 2007). Dies liegt daran, dass die Preise für eine Behandlung in einer US-Amerikanischen „retail clinic" signifikant günstiger sind als die Behandlung in einer Notaufnahme eines US-Krankenhauses (Blue Cross Blue Shield Association, 2017). Die rasche Abfertigung in „retail clinics" im Rahmen der gesundheitlichen Grundversorgung zielt ebenso zu einem gewissen Grad auf die US-Amerikanische „24/7-Mentalität" ab, wonach der durchschnittliche US-Bürger alle relevanten Alltagsbesorgungen innerhalb kurzer Zeit und rund um die Uhr erledigt haben möchte (Gerste, 2007). Dafür spricht als positives Argument die Integration der Räumlichkeiten von „retail clinics" in Geschäfte des täglichen Bedarfs der Zielgruppe. Amerikanische Kinderärzte streben zumindest ein behandlungsverbot für Kinder unter zwei Jahren von Nurse Practitioners in „retail clinics" an, um beispielsweise das Impfschema nicht durcheinander zu bringen (Gerste, 2007). Im Rahmen der Zielgruppenanalyse hat sich weiterhin ergeben, dass die Mehrheit der Nutzer von „retail clinics" eher weiblichen Geschlechts sind und ein Alter zwischen 18-44 Jahre aufweisen (Preusker, 2012). Ebenso soll das durchschnittliche Jahreseinkommen von „retail clinic" Kunden bei mehr als 59.000 US-Dollar liegen und der Gesundheitszustand eher in einem allgemein guten Zustand sein (Preusker, 2012). Bei einem Jahreseinkommen von durchschnittlich über 59.000 US-Dollar stellt sich an dieser Stelle allerdings die Frage, inwieweit der Grundgedanke der medizinischen Grundversorgung der einkommensschwachen Bevölkerungsschicht dem noch gerecht wird.

4.2 Formulierung Hinweisschild

Der Text eines in einer „retail clinic" ausgehängten Hinweisschildes sollte mit den Worten: „Liebe Kunden..." beginnen. „Retail clinics", eingebunden in Geschäfte des täglichen Bedarfs, besitzen ein ökonomisches Konzept. Die angebotenen medizinischen Dienstleistungen sind, wie oben bereits erwähnt, im Vergleich zu einem vollausgestatteten Krankenhaus sehr eingeschränkt. In einer „retail clinic" erhält man gegen ein verhältnismäßig geringes Entgelt ein Produkt oder eine medizinische Dienstleistung, welche nicht auf langfristige Folgebehandlungen bei beispielsweise schweren Krankheiten abzielt. Auch besteht kein klassisches „Arzt-Patient-Verhältnis", da in einer „retail clinic" wie bereits erwähnt das Angebot meist von einem krankenschwesterähnlichem Berufsbild dargeboten wird. Somit wäre die Formulierung „Liebe Patienten..." auf den Hinweisschildern einer „retail clinic" eher unpassend.

4.3 Wettbewerbsvorteilsstrategien

Im Rahmen der Wettbewerbsvorteilstrategien haben „retail clinics" am US-Markt definitiv die Kosten-, und Zeitvorteile auf ihrer Seite. Der Zeitaufwand pro Kunde beträgt, wie oben bereits erwähnt, meist nur wenige Minuten, wodurch täglich ein relativ hoher Kundenverkehr mit relativ kurzer Wartezeit gewährleistet werden kann. Anhand der oben bereits erwähnten medizinischen Software, welche das Personal der „retail clinics" als Behandlungstool nutzt, ist auch eine relativ gute Reaktionsschnelligkeit im Hinblick auf die einzelnen Kundenwünsche gewährleistet. Aufgrund des „eingeschränkten" Behandlungsangebotes findet das Personal mithilfe des Softwaretools relativ zügig die korrekte Vorgehensweise bei Kundenanfragen.

Der oben bereits erwähnte günstige Preis einer Behandlung in „retail clinics" bietet einen hohen Kostenvorteil dieser Einrichtungen für die Endverbraucher. Zwar rentiert sich der Preis für die „retail clinics" teils erst bei einem hohen Kundenaufkommen über den Tag verteilt, was jedoch durch die kurzen Wartezeiten definitiv gewährleistet ist. Die Endverbraucher können die Kosten vor der Behandlung anhand von Behandlungstafeln innerhalb der „retail clinics" oder auf deren Homepage einsehen und mit den beispielsweise höheren Kosten einer Krankenhausbehandlung vergleichen.

5 Finanzmanagement von „retail clinics"

Im Rahmen des Finanzmanagements von „retail clinics" wird in diesem Kapitel sowohl auf die Erlössystematik sowie auf die Kostenstruktur solcher Einrichtungen eingegangen.

5.1 Erlössystematik

Die primäre Finanzierungsquelle von „retail clinics" sind die direkten Zahlungen der Leistungsempfänger vor Ort. Die niedrigen Preise für die Behandlungen werden von den „retail clinics" transparent kommuniziert, sind teilweise auf deren Homepage sowie in den Einrichtungen selbst vorab einsehbar. Durch die teils niedrigen Preise benötigen die Kliniken jedoch ein hohes Kundenaufkommen am Tag, um deren Angebot kostendeckend anbieten zu können (Scott, 2007). Je nach Unternehmen sorgen die Inhaber auch für unternehmensinterne Finanzierungsquellen (Scott, 2007). Beispielsweise wird bei der US-amerikanischen Apothekenkette CVS, wie oben bereits erwähnt ebenfalls Inhaber von „retail clinics", auch diverse Medikamente vertrieben. US-Amerikanische Ärztesprecher mutmaßen, dass in den von CVS betriebenen „retail clinic" nicht unbedingt medizinisch indizierte Medikamente verschrieben werden, sondern eher solche Medikamente, welche einen höheren Umsatz generieren (Gerste, 2007)

5.2 Kostenstruktur von „retail clinics"

Im Rahmen der Kostenstruktur zeichnen sich „retail clinics" durch für US-Amerikanische Verhältnisse eher geringen Kosten zwischen ca. 40$ bis 70$ pro Behandlung aus (Scott, 2006). Dies hängt unter anderem mit der personalpolitischen Grundstruktur dieser Einrichtungen zusammen. Wie unter Kapitel 2.1 bereits erwähnt, werden die Behandlungen in „retail clinics" hauptsächlich durch sogenannte „Nurse Practitioners" durchgeführt, welche sich auf einem allgemein niedrigeren Lohnniveau befinden als studierte Ärzte. Des Weiteren werden in „retail clinics" wie bereits unter Kapitel 3.2 erwähnt, eher leichtere Beschwerdebilder behandelt, wodurch deutlich weniger medizinisches Material benötigt wird als im Krankenhaus, was wiederum zu geringeren Kosten führt (Scott & Leifer, 2011). Die höchsten Ausgabekosten für „retail clinics" fallen bei der Erschließung neuer Standorte an. Da neue „retail clinics" oft in Kooperation mit Stakeholdern, etwa Drogeriemärkte und Warenhäuser, in die bestehenden Gebäude integriert werden, entste-

hen die Kosten bei der Renovierung, Umgestaltung und Nachrüstung bestehender Räumlichkeiten in Höhe von ca. 50.000$ bis 250.000$ (Scott, 2006). Ein geringer Preis von ca.
25.000$ reicht dabei für eine Basisausstattung, wohingegen Multi-Funktions-Räume auch
einen Kostenpunkt von ca. 145.000$ haben können (Scott, 2007).

6 Übertragung des Konzeptes „retail clinic" in das deutsche Gesundheitssystem

6.1 Chancen und Schwierigkeiten der Konzeptübertragung

Entscheidend für Änderungen im deutschen Gesundheitswesen, etwa bei einer möglichen
Konzeptübertragung von „retail clinics" nach US-Vorbild, wäre eine Verhaltensänderung
aller beteiligter Akteure (Schwarzbach, 2008, S. 484) innerhalb der deutschen Gesund-
heitsbranche. Abbildung 3 zeigt in vereinfachter Form das Zusammenspiel der beteiligten
Akteure im deutschen Gesundheitswesen:

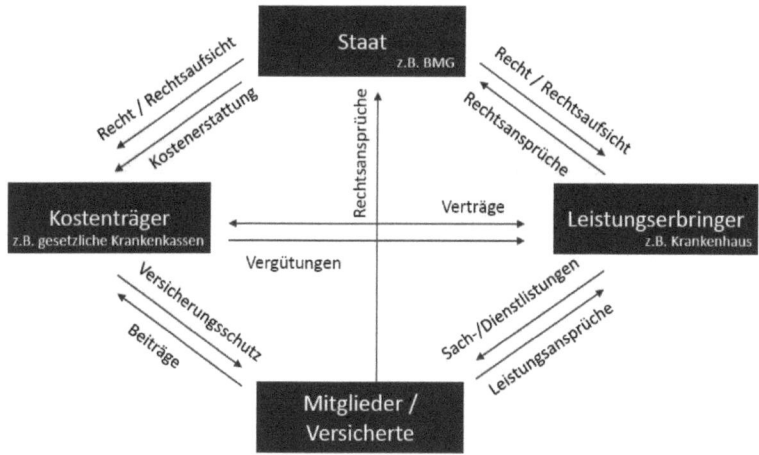

Abbildung 3: Zusammenspiel der Akteure (Quelle: Rödle, 2019)

Die Abbildung zeigt zum einen das Verhältnis des sogenannten „Thirt Party Payer Systems, also dem Verhältnis von Kostenträger, Leistungserbringer und Leistungsnehmer,
beziehungsweise Versicherten. Des Weiteren erkennt man als vierten beteiligten Akteur

den deutschen Staat, welcher in das System durch Rechtsprechung und anderer Vorgaben regulierend eingreift. Unter Kapitel 1.2 wurde beispielsweise schon die regulierenden Eingriffe der kassenärztlichen Vereinigungen erwähnt, welche den jeweiligen Landesgesundheitsministerien unterstehen. Aufgrund des bestehenden Systems hätte eine Konzeptübertragung von „retail clinics" bei allen vier Akteuren zunächst einige Barrieren zu überwinden.

Folgende „Schwierigkeiten" können bei dem Versuch einer Konzeptübertragung von „retail clinics" in das deutsche Gesundheitswesen auftreten:

Anreiz zur Nutzung

Zum einen fehlt es aktuell für krankenversicherte Menschen in Deutschland selbst bei geringfügigen Beschwerden an einem Anreiz, eine „retail clinic" aufzusuchen. Aufgrund der in Deutschland geltenden Versicherungspflicht können Versicherungsnehmer jederzeit notwendige medizinische Maßnahmen sowohl in regulären Arztpraxen, als auch in Krankenhäusern in Anspruch nehmen. An dieser Stelle ist jedoch die Problematik zu erwähnen, dass viele Patienten in Deutschland sich gerade wegen der relativen Wahlfreiheit, ob bewusst oder unbewusst, meist für eine zu deren Symptomen unpassenden Anlaufstelle begeben. Dies führt oft dazu, dass die Notaufnahmen von Krankenhäusern meist mit Bagatellerkrankungen überfüllt sind und die eigentlichen Notfälle dadurch behindert werden (Westkamp, 2020). Beispielsweise beauftragte die KKH am Anfang des Jahres 2019 das Meinungsinstitut Forsa mit einer Umfrage von 1003 Menschen im Alter von 18-72 Jahren zu deren Nutzungsverhalten von Arztpraxen und der Notaufnahme eines Krankenhauses. Die Umfrage ergab, dass sich fast jeder dritte Befragte trotz offener Arztpraxen aufgrund der gesundheitlichen Beschwerden eigenständig und ohne Ärztliche Überweisung in die Notaufnahme zur Behandlung begab (Matz, 2019). Die Mehrheit der Befragten gab an, dass sie zur Behandlung eher in die Notaufnahme gehen, da sie sich dort zum einen medizinisch besser versorgt fühlen als in einer Arztpraxis und dort zum anderen die Wartezeiten kürzer seien. Hier gibt es also auch abseits einer möglichen Konzeptübertragung Aufklärungsbedarf in der Bevölkerung, um eine potentielle Überlastung des bestehenden Systems zu vermeiden.

Das statistische Bundesamt führte im Jahr 2019 einen Mikrozensus zum Thema: „Sozialleistungen - Angaben zur Krankenversicherung" durch, aus welchem hervorgeht, dass im Jahr 2019 lediglich 143.000 Menschen in Deutschland keine Krankenversicherung besaßen (Thiel, 2020). Somit hätten in Deutschland, anders als in den USA, im Verhältnis zur Gesamtbevölkerung nur ein relativ geringer Teil an Menschen ein echtes Interesse an einer kostengünstigen Behandlung bei leichten gesundheitlichen Einschränkungen, welches die Patienten aus eigener Tasche zu zahlen hätten.

In diesem Zusammenhang stellt sich die Frage, wie das Konzept der „retail clinics" in Deutschland bei einer möglichen Einführung zu finanzieren ist, was zu einer weiteren „Schwierigkeit" bei einer Konzeptübertragung führt.

Finanzierung

Bisher wird die ambulante medizinische Versorgung in Deutschland überwiegend von privaten und gesetzlichen Krankenversicherungen finanziert (Haubrock & Schär, 2009, S. 182). Wie unter Kapitel 1.2 bereits kurz angedeutet, wird im medizinischen Bereich innerhalb Deutschlands mit festen Vergütungskriterien gearbeitet (Fallpauschalen, Einzelleistungsvergütung und so weiter). Ob und inwieweit man das Konzept der „retail clinics" in die bestehenden deutschen Vergütungskriterien integrieren kann, ist fraglich. Wie in Abbildung 3 im Ansatz ersichtlich ist, gibt der deutsche Staat die rechtlichen und finanziellen Rahmenbedingungen gegenüber den Kostenträgern vor und greift somit in die Preisvorgaben des Gesundheitswesens ein (Greiner, Schumacher, Honsel & Sandmann, 2008). Dadurch ist ein Wettbewerbsvorteil von „retail clinics" mit dem Argument der günstigeren Behandlungskosten im Vergleich zu Arztpraxen und Krankenhäusern in Deutschland de facto nicht gegeben ist.

Jedoch gibt es auch Chancen, welche sich bei einer möglichen Konzeptübertragung von „retail clinics" in das deutsche Gesundheitswesen ergeben. Mögliche Chancen wären beispielsweise:

Sicherstellung von medizinischer Grundversorgung auf dem Land

Wie im Rahmen der Strukturqualität unter Kapitel 3.1 bereits erwähnt, versucht man in Deutschland bereits seit längerem dem drohenden Ärztemangel in ländlichen Gebieten entgegen zu wirken. Da sich „retail clinics", wie oben beschrieben, eher auf eine medizinische Grundversorgung spezialisiert haben, wäre eine Standorterschließung dieses Konzepts in ländlicheren Gebieten in Deutschland sicherlich hilfreich zur Sicherstellung der medizinischen Grundversorgung. Speziell auch im Hinblick auf den demografischen Wandel ergeben „retail clinics" in ländlicheren Gebieten durchaus Sinn, da dort lebende ältere Menschen für eine medizinische Grundversorgung nicht unbedingt zu weit entfernten Krankenhäusern oder Arztpraxen fahren müssten. Auch das im Angebot von „retail clinics" enthaltene Impfprogramm spielt, gerade im Hinblick auf die aktuelle Pandemie, eine gravierende Rolle, was zur nächsten Chance bei einer Konzeptübertragung von „retail clinics" führt.

Impfprävention

Speziell im Bereich der Impfprävention würde sich durch die Konzeptübertragung von „retail clinics" eine Chance auf dem deutschen Gesundheitsmarkt ergeben. Das Robert Koch Institut gab bereits im Jahr 2013 an, das im Rahmen der präventiven Medizin Impfungen zu den mitunter wichtigsten und wirksamsten Maßnahmen gelten würden (Seedat und Markus, 2013). Im Rahmen der aktuellen Pandemie beispielsweise würde, genug Ressourcen im Sinne von Impfstoff vorausgesetzt, die Bevölkerung durch ein zusätzliches Impfangebot innerhalb von „retail clinics" schneller versorgt werden können.

Entlastung von Arztpraxen

Die Auslastung in Facharztpraxen in städtischen Ballungsgebieten hat in den letzten Jahren soweit zugenommen, dass Patienten auf einen Termin bei Fachärzten bis zu drei Wochen oder länger warten müssen (Hommel, 2019). Die medizinische Grundversorgung in „retail clinics", etwa die bereits erwähnten angeordneten Impfungen oder benötigte Verbandswechsel, könnte somit zu einer Entlastung der Facharztpraxen führen, welche sich letztlich vermehrt um komplexere medizinische Notfälle kümmern könnten.

Zusammenfassend kann man festhalten, dass wenn die Finanzierungs-, und Integrationsfrage von „retail clinics" geklärt ist und der Bevölkerung durch spezielle Kampagnen ein gezieltes Verständnis zur Unterscheidung zwischen medizinischer Grundversorgung und komplexen Notfällen aufgezeigt wird, sich das grundlegende Konzept von „retail clinics" in Deutschland durchaus rentieren kann und dessen Vorteile überwiegen würden. Grundsätzlich kann durch eine ausgefeilte Konzeptübertragung eine Entlastung des derzeitigen Gesundheitssystems in Deutschland erfolgen.

6.2 Akteure bei der Umsetzung

Sollte sich beispielsweise für die obenstehende Schwierigkeit der Finanzierung von „retail clinics" in Deutschland eine geeignete Lösung finden, gibt es diverse Akteure im deutschen Gesundheitswesen, welche ein Interesse an einer Konzeptübertragung haben könnten. An dieser Stelle können beispielsweise Krankenschwestern und gegebenenfalls Arzthelfer genannt werden, für deren Berufsgruppe die „retail clinics" als potentielle neue

Arbeitgeber fungieren würden. Sollte auch beispielsweise die Delegations-, und Befug-
nisvereinbarungen für nichtärztliche Berufsgruppen erweitert werden, kann sich auch das
Kompetenz-, und Behandlungsspektrum von deutschen Krankenschwestern am Beispiel
von „Nurse Practitioner" erweitern, wodurch gegebenenfalls auch das soziale Ansehen
dieser Berufsgruppen steigt. Je nach Öffnungszeit der „retail clinics" kämen auch die Arbeitszeiten für Krankenschwestern als positives Argument in Betracht. Gerade für ältere
Berufbildsangehörige oder für Eltern mit Kleinkindern kämen geänderte Öffnungs-, und
Arbeitszeiten, etwa bei Wegfall von Nachtschichten, positiv entgegen.

Menschen mit leichten gesundheitlichen Beschwerden, ergo Patienten, sind weitere Akteure, welche ein Interesse an der Konzeptumsetzung von „retail clinics" haben könnten.
Die oben bereits erwähnten langen Wartezeiten auf einen Facharzttermin würde sich
durch die Behandlung einfacher medizinischer Versorgungsaspekte, etwa die Wundversorgung oder einem Verbandwechsel von geschultem Personal in einer „retail clinic"
wahrscheinlich verkürzen. Weiterhin sieht eine Konzeptübertragung im Grunde die Eingliederung von „retail clinics" in Orte des täglichen Bedarfs vor, wo sich Menschen mit
leichten gesundheitlichen Beschwerden ohnehin oft aufhalten, sodass eine rasche Behandlung auf großen Zuspruch treffen würde. Letztlich wären auch Einrichtungen wie
Apotheken als potentielle Stakeholder von „retail clinics" an einer Konzeptübertragung
interessiert. Wie bereits erwähnt, sind „retail clinics" in den USA teilweise in Apotheken
integriert, was den Vorteil hat, dass beispielsweise benötigte Medikamente zur Behandlung von leichtem Sonnenbrand bei den Patienten direkt vor Ort erhältlich sind. Somit
würden sich Apotheken mit einer integrierten „retail clinic" unter anderem eine Zusätzliche Einnahmequelle schaffen, sowie deren Bekanntheitsgrad und Öffentlichkeitswahr-
nehmung im besten Falle positiv beeinflussen.

Auch Ärzte können als wichtige Akteure des deutschen Gesundheitswesens ein berech-
tigtes Interesse an einer möglichen Konzeptübertragung von „retail clinics" haben. Je
nach Eingliederungskonzept können „retail clinics" für Ärzte neben Krankenhäusern und
eigenen Praxen als weitere mögliche Niederlassungsstellen fungieren. So würden sich
Ärzte, welche in „retail clinics" arbeiten, nicht notwendigerweise mit den unter Kapitel
1.2 erwähnten Marketingschulungen auseinandersetzen müssen, da „retail clinics" mit
einem anderen Kundenmanagement arbeiten als eine „klassische" Arztpraxis.

Aber auch Ärzte, welche weiterhin in eigenen ambulanten Arztpraxen arbeiten, können
von einer Konzeptübertragung profitieren. So würde beispielsweise eine Einsparung an
finanziellen und materiellen Ressourcen stattfinden, wenn Patienten für leichte Behand-

lungen wie eines Verbandswechsels zu „retail clinics" ausweichen würden. Die so einge-
sparten finanziellen und materiellen Mittel stünden dann für andere Patienten mit gravie-
renderen Krankheitsverläufen oder der Anschaffung neuer Gerätschaften zur Verfügung.

6.3 Vergleichbare Konzepte in Deutschland

Bisher gibt es in Deutschland kein vergleichbares Konzept, wonach eine medizinische
Grundversorgung in Klinikräumen durchgeführt wird, welche an Supermärkte, Apotheken und ähnliches angebunden sind.

Eine Ähnlichkeit weist zumindest die Übernahme ärztlicher Leistungen durch qualifizier-
tes, nichtärztliches Personal aus Gesundheitsberufen, wie etwa Krankenschwestern. Als
Leistungserbringung gilt etwa die Wundversorgung, der Verbandwechsel und die Durch-
führung von Injektionen, etwa bei Impfungen. Dies ist seit dem Jahr 2009 möglich, als
die Kassenärztliche Bundesvereinigung in Kooperation mit dem GKV-Spitzenverband
eine Delegationsvereinbarung für Ärzte beschloss (Righi, 2021). Im weiteren Sinne
kommt diese Delegationsvereinbarung dem Berufsbild der „Nurse Practitioner" in einer
„retail clinic" nahe.

7 Literaturverzeichnis

Antwerpes, F. Dr. (2016). Kassenärztliche Vereinigung. In: DocCheck. Zugriff am: 31.03.2021. Verfügbar unter https://flexikon.doccheck.com/de/Kassen%C3%A4rztliche_Vereinigung

Blue Cross Blue Shield Association. [BCBS]. (HRSG.). (2017). The Health of America Report. Retail clinic visits increase despite use lagging among individually insured Americans. Zugriff am 15.03.2021. Verfügbar unter https://www.bcbs.com/sites/default/files/file-attachments/health-of-america-report/BCBS.HealthOfAmericaReport.Retail.pdf

Dietrich, M. & Molter, N. (2013). Kundenmanagement in der integrierten Versorgung. In: Busse, R., Schreyögg, J. & Stargardt. T. (Hrsg.). *Management im Gesundheitswesen* 3. Auflage, S. 210-225. Stuttgart: Springer

Drug Channels Institute. (7. November 2019). Number of retail clinics in the United States as of 2019, by location [Graph]. In Statista. Zugriff am 15. März 2021. Verfügbar unter https://ccopsh4cyn01xy3mgku6z4kec.bibliothek.dhfpg.de/statistics/1168697/us-leading-retail-clinic-locations/

Farlex and Partners (2009). *Retail clinic.* Medical Dictionary. Zugriff am: 14.03.2021 Verfügbar unter https://medical-dictionary.thefreedictionary.com/retail+clinic

Fein, J.A. Dr. (2019). A Tail of Two Chains: Walgreens Exits Pharmacy Clinics While CVS Reinvents In-Store Care. In: Drug Channels. Zugriff am: 31.03.2021. Verfügbar unter https://www.drugchannels.net/2019/11/a-tale-of-two-chains-walgreens-exits.html

Gerlinger, T. Dr. Dr. & Burkhardt, W. Dr. (2014). *Strukturen und Versorgungsformen.* In: Dossier Gesundheitspolitik. Zugriff am 31.03.2021. Verfügbar unter https://www.bpb.de/politik/innenpolitik/gesundheitspolitik/72594/strukturen-und-versorgungsformen

Gerste, R.D. (2007). *Retail Health Clinics: Medizin aus dem Supermarkt.* Deutsche Ärzteblatt 2007; 104(40): A-2711 / B-2396 / C-2323 Zugriff am 14.03.2021. Verfügbar unter https://www.aerzteblatt.de/archiv/57122/Retail-Health-Clinics-Medizin-aus-dem-Supermarkt

Greiner, W., Schumacher, H.K., Honsel, K. & Sandmann, D. (2008). Preissystem. In: Greiner, W., Graf v.d. Schulenburg, J.M., Vauth, C. (Hrsg.). *Gesundheitsbetriebs-lehre. Management von Gesundheitsunternehmen.* Bern: Verlag Hans Huber, S. 267-302.

Haubrock, M. & Schär, W. (Hrsg.) (2009). *Betriebswirtschaft und Management in der Gesundheitswirtschaft* (5. Auflage). Bern: Verlag Hans Huber.

Hommel, T. (2019). *Beim Facharzttermin müssen Patienten geduldig sein.* Ärztezeitung. Zugriff am: 27.03.2021. Verfügbar unter https://www.aerztezeitung.de/Wirt-schaft/Beim-Facharzttermin-muessen-Patienten-geduldig-sein-314501.html

Iglehart, J.K. (2015). The Expansion of Retail Clinics – Corporate Titans vs. Organized Medicine. The New England Journal of Medicine, 23 (373), 301-303. Zugriff am 15.03.2021. Verfügbar unter https://www.nejm.org/doi/pdf/10.1056/NEJMp1506864?articleTools=true

Kock, S. (2013). *Ärztliche Werbung im Wandel. Was darf ein Arzt wirklich?* In: Deut-sches Ärzteblatt 46/2013. S. 26-28. Zugriff am: 31.03.2021. Verfügbar unter https://www.aerzteblatt.de/pdf.asp?id=149251

Korzilius, H. (2015). *Ärztemangel: Den Nachwuchs aufs Land locken.* In: Deutsche Ärz-teblatt 2015; 112 (38). Zugriff am: 20.03.2021. Verfügbar unter https://www.aerzte-blatt.de/archiv/172060/Aerztemangel-Den-Nachwuchs-aufs-Land-locken#comments

Krombholz, W. Dr. (2021). *Zulassungsverfahren.* Kassenärztliche Vereinigung Bayerns (KVB). Zugriff am: 20.03.2021. Verfügbar unter https://www.kvb.de/praxis/zulas-sung/zulassungsverfahren/

Martsolf G, Fingar KR, Coffey RM, Kandrack R, Charland T, Eibner C, Elixhauser A, Steiner C, and Mehrotra A, "Association Between the Opening of Retail Clinics and

Low-Acuity Emergency Department Visits," *Annals of Emergency Medicine*, November 2016. Zugriff am: 31.03.2021. Verfügbar unter https://www.rand.org/pubs/research_briefs/RB9491-2.html

Matz, W. Dr. (2019). *Ohne Not in die Notaufnahme?* Forsa-Umfrage im Auftrag der KKH. Zugriff am: 30.03.2021. Verfügbar unter https://www.kkh.de/presse/pressemeldungen/ohne-not-in-die-notaufnahme-

McGough, P.M., Norris, Th. E., Scott, J.D. & Burner, T.G. (2017). Meeting the Demands of the Affordable Care Act: Improving Accsess to Primary Care. Population Health Management 20 (2), 87-89.

Peters, C. Dr. & Feldmann, S. (2013). *Ärztevergütung für die Praxis.* In: Gesundheit und Gesellschaft Ausgabe 6/2013, 16. Jahrgang. S. 23-27. Zugriff am: 31.03.2021. Verfügbar unter https://www.gg-digital.de/imperia/md/gug/archiv/g+g_6_13.pdf

Pick, P. Dr. (2021). *Über IGeL: Kurz und Bündig.* In: IGeL-Monitor des Medizinischen Dienstes des Spitzenverbandes Bund der Krankenkassen e.V. Zugriff am: 30.03.2021. Verfügbar unter https://www.igel-monitor.de/ueber-igel/kurz-und-buendig.html

Pollack, C.E. & Armstrong, K. (2009). The Geographic Accessibility of Retail Clinics for Underserved Populations. Arch Intern Med, 169 (10), 945-949. Zugriff am: 17.03.2021. Verfügbar unter https://pubmed.ncbi.nlm.nih.gov/19468086/

Preusker, U.K. (2012). *Neuer Ansatz: Ärzte im Gesundheitskiosk.* Ärztezeitung Onlinebeitrag. Zugriff am 15.03.2021. Verfügbar unter https://www.aerztezeitung.de/Politik/Neuer-Ansatz-Aerzte-im-Gesundheitskiosk-347345.html

RAND Corporation (2016). The Evolving Role of Retail Clinics. Zugriff am 15.03.2021. Verfügbar unter https://www.rand.org/pubs/research_briefs/RB9491-2.html

Righi, K. (2021). *Delegation ärztlicher Leistungen. Rechtliche Möglichkeiten und Grenzen.* PPM PRO PflegeManagement Verlag & Akademie, ein Unternehmensbereich der VNR Verlag für die Deutsche Wirtschaft AG. Zugriff am: 29.03.2021. Verfügbar unter https://www.ppm-online.org/pflegedienstleitung/recht-in-der-pflege/delegation-aerzt-licher-leistungen/

Rödle, W. (2019). *Zusammenspiel der Akteure.* HI-WI-Stelle für die Lehre- Aufbau moderner Lehrmethoden für die eHealth-Vorlesung. Zugriff am: 19.03.2021. Verfügbar unter https://www.imi.med.fau.de/2019/08/hiwi-stelle-fuer-die-lehre-aufbau-moderner-lehrmethoden-fuer-die-ehealth-vorlesung/

Rudavsky, R., Pollack, C. E. & Mehrotra, A. (2009). The Geographic Distribution, Ownership, Prices, and Scope of Practice at Retail Clinics. *Annual International Medicine,* 151 (5), 315-320. Zugriff am 08.03.2021. Verfügbar unter https://www.ncbi.nlm.nih.gov/pmc/articles/PMC2746672/

Schwarzbach, C. (2008). Schematisierung der Gesundheitssysteme und Beispiele für Übertragungen. In: Greiner, W., Graf v.d. Schulenbugr, J.M., Vauth, C. (Hrsg.). *Gesundheitsbetriebslehre. Management von Gesundheitsunternehmen.* Bern: Verlag Hans Huber

Schwenk, J. & Wolter, M. Dr. (2011), Marketing für niedergelassene Ärzte: Patienten identifizieren, gewinnen und binden. In: Deutsches Ärzteblatt 41/2011, S. 20-22. Zugriff am: 30.03.2021. Verfügbar unter https://www.aerzteblatt.de/pdf.asp?id=109448

Scott, M. K. (2006). *Health Care in The Express Lane: The Emergence Of Retail Clinics.* Zugriff am 27.02.2021. Verfügbar unter https://www.chcf.org/wp-content/uploads/2017/12/PDF-HealthCareInTheExpressLaneRetailClinics.pdf

Scott, M. K. (2007). *Health Care In The Express Lane: Retail Clinics Go Mainstream. California Health Foundation.* Zugriff am 27.02.2021. Verfügbar unter https://www.chcf.org/publication/health-care-in-the-express-lane-retail-clinics-go-mainstream/

Scott, M. K. & Leifer, J. (2011). *The FQHC Guide and Toolkit for Retail Health Care Key Strategic, Business, Operational, and Legal Considerations.* Zugriff am 27.02.2021. Verfügbar unter http://www.nachc.com/client/documents/exretail healthtoolkit/toolkit_lowresfeb2011.pdf

Seedat, J. Dr.& Markus. U. Dr. (2013). *Empfehlungen der Ständigen Impfkommission (STIKO) amRobert Koch-Institut/Stand: August 2013.* Epidemiologisches Bulletin 26. August 2013 /Nr. 34, Seite 313-344. Zugriff am: 27.03.2021. Verfügbar unter https://www.bundesaerztekammer.de/fileadmin/user_upload/downloads/STIKO-Empf2013.pdf

Terry, K. (2019). How to compete with retail clinics (Medical Economics, Hrsg.). Zugriff am 15.03.2021. Verfügbar unter https://www.medicaleconomics.com/view/how-compete-retail-clinics

Thiel, G. Dr. (2020). Statistische Bundesamt. *Angaben zur Krankenversicherung –(Ergebnisse des Mikrozensus)-Fachserie 13 Reihe 1.1-2019.* Zugriff am 19.03.2021. Verfügbar unter https://www.destatis.de/DE/Themen/Gesellschaft-Umwelt/Gesundheit/Gesundheitszustand-Relevantes-Verhalten/Publikationen/Downloads-Gesundheitszustand/krankenversicherung-mikrozensus-2130110199004.pdf;jsessionid=BDD382A4BDD873AECF1AFDF56AE51408.internet742?__blob=publicationFile

Thomas, S.L. (2021), *What's a Nurse Practtitioner?* American Association of Nurse Practitioners. Zugriff am 20.03.2021. Zugriff unter https://www.aanp.org/about/all-about-nps/whats-a-nurse-practitioner

Westkamp, M. (2020). *Wann in die Notaufnahme des Krankenhauses, wann zum Hausarzt?* In: IDEAL Magazin (09.04.2020). IDEAL Lebensversicherung a.G., IDEAL Versicherung AG. Zugriff am: 30.03.2021. Verfügbar unter https://www.ideal-versicherung.de/magazin/wann-in-die-notaufnahme-des-krankenhauses-wann-zum-hausarzt/

8 Abbildungs- und Tabellenverzeichnis

8.1 Abbildungsverzeichnis

8.2 Tabellenverzeichnis

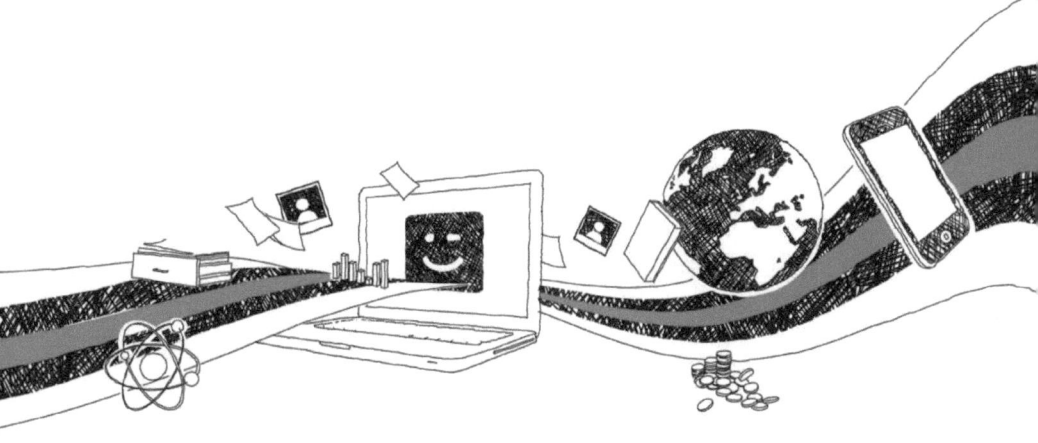
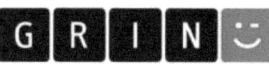